AF457693

CLIMATOLOGIE

DÉMONSTRATION

QUE L'HOMME PEUT TRANSFORMER LE CLIMAT
ET VIVRE CENT ANS

PAR

F. N. CRÉTEY

INGÉNIEUR-GÉOMÈTRE

TROYES

IMPRIMERIE DEVISMES, RUE COLBERT, 5

1891

CLIMATOLOGIE

DÉMONSTRATION QUE L'HOMME PEUT TRANSFORMER LE CLIMAT ET VIVRE CENT ANS

L'homme est placé sur la terre par son Créateur pour subir une épreuve. Cette épreuve c'est le travail. Par le travail l'homme vient en aide aux dispositions de la nature. Le blé pousse si la terre est cultivée pour le recevoir, un arbre prend des formes gracieuses si une main intelligente supprime les branches inutiles ou nuisibles.

Ce travail incessant de l'homme a transformé la surface de la Terre. Les sommets de glace disparaissent, les déserts sont plus rares, les eaux sont pour ainsi dire aménagées. Aux marais de la Gaule ont succédé des cours d'eau qui forment un admirable réseau qui va se déverser dans la mer et les terres improductives sont aujourd'hui cultivées.

La culture des terres est un des objectifs de ce mémoire.

Si nous remontons à soixante ans seulement en arrière, nous apprenons par nos pères qu'alors la température n'était pas ce qu'elle est aujourd'hui. Les saisons suivaient leur cours au point de vue météorologique. Le froid en hiver, la chaleur en été. A ce point que l'ouvrier des champs, le moissonneur, après ses journées de fatigue, passait ses nuits couché sur ses gerbes de blé au lieu de rentrer chez lui — ce qui lui évitait un voyage d'aller et retour toujours pénible après un grand jour d'un rude labeur.

Aujourd'hui les choses ont changé. La température des nuits est devenue plus fraîche et ne permet plus de les passer dehors.

Il est de toute évidence que le refroidissement nocturne est dû á l'extension de la culture intensive. Aujourd'hui, en France seulement, il y a 2 millions d'hectares de plus en culture qu'il y a 60 ans. Cette culture favorise le rayonnement de la surface terrestre qui est essentiellement perméable, vers les espaces célestes, d'où un abaissement de température dans les nuits et la production des gelées printanières qui atteignent et détruisent une grande partie de nos récoltes en raisins et en fruits.

Avant que nous l'ayons conquise l'Algérie ne connaissait pas les hivers, mais aujourd'hui les neiges et les gelées s'y produisent. La culture qui a été pratiquée dans notre colonie a produit un abaissement de température qui se rapproche de celui de la France.

Voilà pour la production des gelées printanières un fait indéniable. Du reste partout où l'homme établit son habitat, il transforme le climat par suite du travail de la terre. Qu'il crée un village dans les sables du Sahara ou sur un rocher dénudé ; au bout de quelque temps on y voit des jardins, des vergers et des vignes.

Transformant ainsi le sol, il est évident qu'il transforme le climat ambiant puisque la radiation solaire trouve à occuper son intensité dans des masses de végétaux qui n'existaient pas.

Des phénomènes de décomposition de l'acide carbonique et de fixation de carbone se produisent de même que des phénomènes physiologiques d'élévation de la matière organique au-dessus de la surface du sol.

On l'a dit de tout temps, le soleil nous vivifie ; cette vérité qu'on admettait platoniquement est aujourd'hui un fait acquis puisqu'elle peut être démontrée par la science.

Un savant météorologiste a même établi une loi ainsi formulée et développée : « L'intensité de la circulation atmosphérique varie en raison inverse de l'intensité des autres circulations terrestres, dont elle est complémentaire. »

1· En effet, que notre globe, obéissant comme actuellement à la loi de la gravitation universelle, soit une sphère de granit poli, la force des rayons solaires se transformera en chaleur dans la zône équatoriale et cette chaleur occasionnera de violents mouvements de l'atmosphère qui circulera avec une vitesse vertigineuse.

Rien ne la ralentira sinon les mouvements tourbillonnants qui se développeront dans son sein.

2· Si notre globe était entièrement composé de sable ; les phénomènes seraient tout d'abord les mêmes (sauf de légères différences de rayonnement dans l'espace) ; mais les vents violents qui régneraient sur le globe agiraient sur la surface mobile du sable et opéreraient des transports considérables qui modifieraient peu à peu la forme même de la sphère. L'intensité totale de la circulation aérienne serait diminuée de toute la force utilisée aux mouvements de transport.

3· Si la mer couvrait entièrement notre globe ; les phénomènes se compliqueraient : une grande partie de l'énergie solaire s'emploierait au travail d'évaporation, une autre à la circulation des courants marins : la circulation aérienne serait d'autant diminuée.

4· Si notre planète était couverte d'une épaisse forêt ; aux phénomènes plus considérables d'évaporation viendraient se joindre des phénomènes chimiques de dissociation de l'acide carbonique et de fixation du carbone, ainsi que des phénomènes physiologiques d'élévation de la matière organique au-dessus du sol. Il y aurait emmagasinement d'une notable partie de l'énergie solaire dans des masses considérables de végétaux ; force latente qu'on pourrait retrouver plus tard et redistribuer en abattant ces arbres, en brûlant ces combustibles.

5· Que serait-ce enfin, si notre forêt était remplacée par des récoltes à culture intensive, qu'absorberait chaque année tout un monde d'animaux et d'hommes, et que ces derniers feraient repousser chaque année, pour entretenir leur vie et développer les circulations variées des sociétés civilisées ?

Ce qui paraît résulter invinciblement de ces diverses hypothèses c'est que l'énergie solaire employée pour la circulation aérienne varie en raison inverse du travail mécanique, physique, chimique, biologique et même sociologique qui s'opère à la surface du sol.

Il devient donc évident que l'homme peut exercer une action sur les climats et atténuer les intempéries. Ce n'est pas directement qu'il peut agir sur les éléments, mais en modifiant par le reboisement les circulations dont l'intensité est liée à celle des courants aériens.

L'action solaire agit sur les céréales et les forêts absolument comme sur les mers où elle provoque l'évaporation.

Les terres incultes et les déserts sont donc les causes des perturbations de la circulation aérienne.

En atténuant la rigueur des intempéries l'homme peut prolonger sa vie de même que celle des animaux et des végétaux qui lui servent de nourriture. — Et par ce qui a été dit plus haut, si la vie augmente la circulation atmosphérique diminuera.

C'est donc avec raison que l'on dit

du soleil qu'il nous vivifie. Tout se rapporte à lui, tous les mondes errant dans l'éternel espace accomplissant leur course vertigineuse avec des vitesses inconcevables autour de son disque de feu.

C'est avec ses rayons que nous reproduisons la nature au moyen d'appareils photographiques. C'est encore lui qui va nous donner le moyen d'établir la magnifique carte du ciel, son royaume.

Puisqu'il est possible de rendre l'harmonie dans les saisons au moyen d'une bonne répartition des végétaux sur le sol, que ne le fait-on pas ? Ce serait la meilleure de toutes les guerres, car elle serait la génération de bien des milliards.

Dans certains pays, aux Etats-Unis par exemple, toute personne est tenue de planter deux arbres par an.

Tandis qu'en France on détruit les

forêts, les massifs de peupliers et de sapins sans les remplacer.

La culture intensive étant l'un des facteurs qui occasionnent les perturbations climatologiques, il est de toute nécessité de refaire l'équilibre au moyen du reboisement des montagnes. Un pas en avant avait été fait il y a quelque trente ans, mais il a été insuffisant.

Comme on détruit chaque année une quantité d'arbres, il faut au moins rendre à la terre ce qu'on lui enlève, et de plus remplacer ce qui a disparu depuis longtemps pour ramener la température à son état normal.

Les saisons ramenées à leur état normal il est clair que la vie humaine doublera, triplera peut-être.

De là un accroissement de la circulation sociale qui viendra enlever une quantité de l'énergie solaire.

Les récits bibliques seraient démontrés au point de vue de la longévité, puisque l'homme placé dans un climat en rapport avec sa structure et son tempérament jouirait d'une santé parfaite.

Il en serait de même des végétaux dont l'accroissement serait doublé ou triplé et dont la durée suivrait les mêmes proportions. Il est bien entendu qu'il en serait ainsi des animaux.

Supposons le problème résolu et soit la vie de l'homme, des animaux et des végétaux triplée, qu'adviendra t-il ? La quantité de calories émanant du soleil et reçues par notre planète en un an, est connue, il suffira de déduire ce que chaque genre de circulation en absorbe annuellement. La différence nous indiquera le tiers de ce que devrait être l'absorption de la force solaire pour obtenir le rétablissement de l'équilibre dans la température.

Pour y parvenir on triplera le nombre de végétaux et on les répartira de manière à combler les vides existants.

Cette répartition bien comprise et exécutée avec méthode rendra homogène la surface de notre globe et fera disparaître ces désordres atmosphériques qui engendrent les ouragans et les cyclones, les troubles dans le magnétisme terrestre et peut être, en raison de leur éloignement, ces désordres sont-ils les générateurs des taches solaires ?

Tout cela est possible, puisque la vie humaine étant triplée, le nombre de bras le sera aussi ; la culture intensive ne pourra plus se plaindre que ces derniers lui font défaut.

Qu'importe que la puissance de l'homme soit nulle pour lutter directement contre les éléments déchaînés puisque, par une combinaison savamment mesurée de son travail, il peut arriver à les rendre plus cléments.

Ce sera aussi le remède le plus efficace contre le défaut de natalité puisque le nombre d'êtres sera trois fois plus grand par suite de la longévité.

Le nombre d'individus de toute espèces sera triplé. Le chiffre actuel qui est de 1483 millions d'habitants — deviendra 5449 millions.

La superficie de la terre étant de 136 millions de kilomètres carrés, la densité par kilomètre carré de 10,9 qu'elle est actuellement, deviendra 32,7. Elle se rapprochera de la densité moyenne de l'Europe qui est de 35,5.

D'où la suppression des déserts et des pays incultes puisque le flot humain s'avancera méthodiquement pour étendre son action sur tous les continents.

Au point de vue de la longévité, la vie étant triplée, l'homme vivra donc trois fois la moyenne actuelle, soit environ cent ans. Cette période séculaire n'a rien d'anormal puisque — dans un autre ordre d'idées — le savant Flourens a démontré que l'homme est constitué pour vivre cent ans.

Au point de vue météorologique, les effets seront la suppression des cyclones produits par un abaissement anormal de la température, la suppression du *simoun* dans les sables du désert, celle des tempêtes sur les plaines liquides et celle des perturbations dans le sein de ces dernières.

Toute cette transformation est possible par ce qui vient d'être démontré.

Il est donc indispensable de se mettre à l'œuvre sans retard. Reboisons, cultivons et dans moins de temps que la durée actuelle de la vie, soit environ trente ans, nous verrons se réaliser la transformation des phénomènes atmosphériques au profit du bien-être de l'humanité.

CRÉTEY,

46, rue de Paris.

Troyes, Juin 1891.

TROYES. — IMP. DEVISMES.

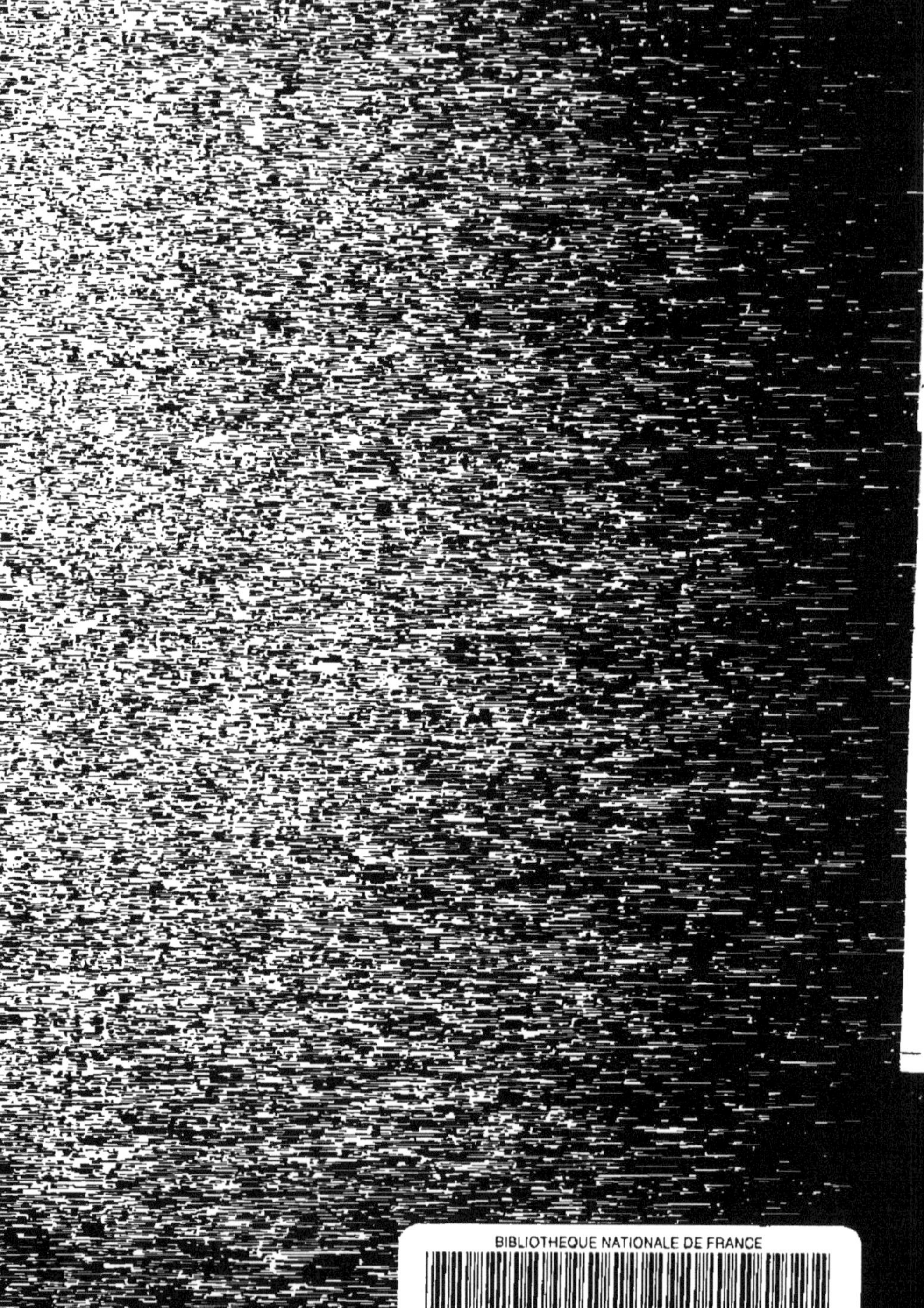

www.ingramcontent.com/pod-product-compliance
Ingram Content Group UK Ltd.
Pitfield, Milton Keynes, MK11 3LW, UK
UKHW022204190726
13855UKWH00004B/1617

9 782012 985902